PRÉFACE.

LES maladies qui font le sujet des Observations que nous allons rapporter, sont du nombre de celles contre lesquelles la médecine est encore impuissante ; contre lesquelles elle n'emploie que des moyens précaires, insuffisans et souvent dangereux. Il y a cinq à six ans que j'ai commencé à les traiter, mais il n'y a qu'environ deux à trois ans que je les traite avec courage, ayant été jusqu'alors trop, timide et trop circonspect pour oser tenter quelqu'entreprise hardie.

Les moyens que j'ai employés, je les ai tenus secrets : maintenant que j'ai un assez grand nombre de faits pour établir quelque chose de solide, je me hâte d'en faire part à la société, à laquelle nous devons tout.

Ces Observations, je les expose telles que je les ai faites dans mon domicile au Champfleury, commune de la Garnache, département de la Vendée ; je les affirme véritables : les personnes qui en ont été le sujet, sont encore vivantes. Je pense que les vrais praticiens ne mépriseront pas ces Observations, parce qu'elles ont été faites dans un fond de campagne, et qu'elles sont publiées par un homme inconnu.

J'ai joint quelques préceptes pratiques à ce petit recueil d'observations. Je ne prétends point établir des règles pour tous les cas ; il faudrait un plus grand nombre de faits ; j'engage les praticiens à les multiplier : leurs efforts réunis nous conduiront à la fin à la découverte d'une méthode curative aussi sûre, aussi claire, aussi lumineuse que celles que nous possédons aujourd'hui sur les maladies les mieux connues et les mieux traitées.

OBSERVATIONS

SUR LE TRAITEMENT

DES BOUTONS CHANCREUX,

ET

ULCÈRES RONGEANS OU CANCEREUX,

SUR TOUTES LES PARTIES DU CORPS,

MAIS PARTICULIÈREMENT AU VISAGE, AU NEZ, AUTOUR

DES YEUX ET AUX LÈVRES ;

Par M.ᵉ MOURAIN, Médecin.

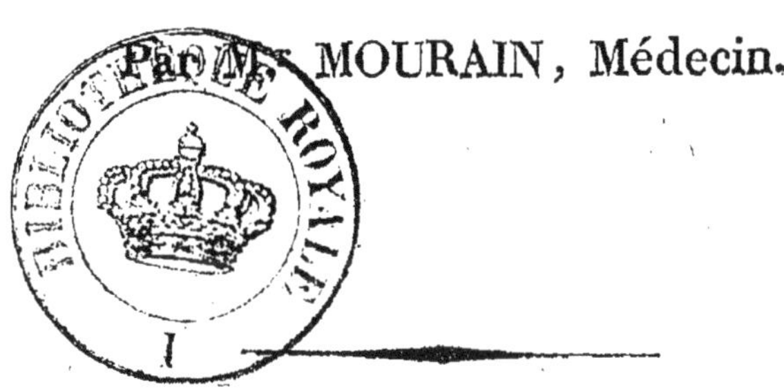

A NANTES,

DE L'IMPRIMERIE DE M.ᵐᵉ MALASSIS, IMP.ʳ-LIBRAIRE,

PLACE DU PILORI.

1811.

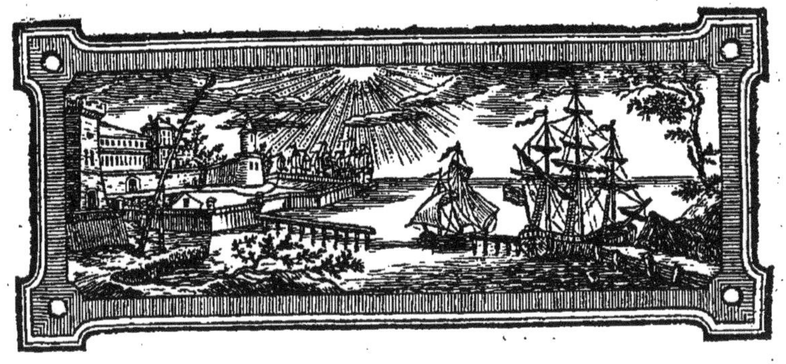

OBSERVATIONS

Sur le traitement des boutons chancreux et ulcères rongeans ou cancereux sur toutes les parties du corps, mais particulièrement au visage, au nez, autour des yeux et aux lèvres.

I.re OBSERVATION.

Le nommé Giraudet (1), maçon, demeurant au village du Pontreau, en cette commune (2), vint me trouver, il y a cinq ou six ans, et me consulter pour une petite excroissance qui lui était survenue depuis quelque tems, un peu au-dessus du menton : j'en fis la ligature avec un fil ciré ; elle tomba au bout de quelques

(1) Agé de 5o à 6o ans.

(2) Commune de la Garnache. Toutes les fois que j'aurai occasion de dire *cette commune* ou *notre commune*, il faudra entendre que c'est de la commune de la Garnache que je veux parler.

jours, mais il en repoussa de suite un autre ; je la touchai plusieurs fois avec la pierre infernale ; cela ne produisit aucun effet, elle n'en profitait pas moins. Après l'avoir ainsi traitée pendant plusieurs jours sans succès ; un jour, en l'examinant, il me vint tout d'un coup dans l'idée et comme par hasard de la toucher avec la dissolution de pierre à cautère dans l'eau (1) ; ce que je fis : il se forma de suite une escarre noire. Je dis au malade de revenir lorsque l'escarre serait tombée. Je faisais couvrir jour et nuit la partie malade avec un emplâtre de cérat. Cet homme revint le troisième jour ; l'excroissance était tombée, mais il restait des duretés à la base ; j'y appliquai la dissolution de pierre à cautère avec le petit bout d'une plume, comme je l'avais fait d'abord ; je réitérai cette application deux ou trois autres fois, à trois jours de distance, et je parvins à enlever toutes les duretés. La plaie toujours pansée avec le cérat, fut bientôt cicatrisée et le malade guéri.

2.e OBSERVATION.

Il y a environ deux ou trois ans, le nommé Simonneau, métayer, demeurant au village du

____

(1) J'avais vu employer cette dissolution par le célèbre Dessault, chirurgien en chef de l'Hôtel-Dieu de Paris, pour la cure du charbon ou anthrax.

Pontreau, en cette commune, m'amena son fils âgé d'une douzaine d'années. Il avait une petite tumeur à côté et un peu au-dessous de l'aile du nez, à peu près de la grosseur d'une féve. Cette tumeur était ulcérée, sa surface était inégale : je la touchai avec le bout d'une plume chargée d'une dissolution de pierre à cautère et fis panser avec le cérat. Cette tumeur fut totalement détruite par trois ou quatre applications de la dissolution de pierre à cautère, faites de trois en trois jours. La cicatrice se fit ensuite promptement et sans difformité.

3.ᵉ OBSERVATION.

Il y a environ deux ans et demie, un homme de la paroisse de Coudrie, voisine de notre commune, m'amena son fils âgé d'une douzaine d'années. Il avait une tumeur, assez semblable à celle dont nous venons de parler, de la même grosseur, auprès de l'aile du nez. Je l'ai traitée et guérie de la même manière que la précédente.

4.ᵉ OBSERVATION.

Le nommé Grenet, demeurant à la Haye, commune de Châteauneuf, vint me trouver dans le courant de 1809, pour une blessure qu'il sétait faite à la partie postérieure et inférieure de la jambe, dans laquelle une partie du tendon d'achille avait été coupée. Lorsque le malade fut mieux, il survint, dans le milieu de la plaie, une excroissance ronde de la grosseur à peu près d'une chataigne, dont la base était assez large pour occuper toute l'étendue de la plaie, ce qui empêchait la cicatrice de se faire. J'entrepris d'emporter cette excroissance par l'application de la dissolution de pierre à cautère. J'en avais dont je m'étais déjà servi pour d'autres personnes ; j'en appliquai sur cette excroissance, je réitérai cette application plusieurs fois sans obtenir aucun bon effet ; la tumeur ne diminuait pas sensiblement, ce qui me surprit beaucoup. Je m'imaginai que cette dissolution de pierre à cautère pouvait avoir perdu sa force en pompant l'humidité de l'air. En conséquence j'en composai une autre très-forte. Comme cet homme était fort éloigné, je lui en remis dans un petit flacon bien bouché ; elle produisit l'effet désiré. En peu de tems l'excroissance fut tout à fait dissipée et la cicatrice se fit. Le malade pansait sa plaie avec le cérat, comme dans les autres cas.

5.ᵉ OBSERVATION.

Au printems de 1809, une femme de la commune de Falleron, âgée d'environ 40 ans, vint me consulter pour un bouton qui lui était survenu près du bord de la lèvre supérieure. Il

(5)

était ulcéré et couvert d'aspérités; je le traitai avec la dissolution de pierre à cautère appliquée de la manière dont je l'ai dit dans les autres observations ci-dessus, et je parvins à guérir la malade.

Cette femme est venue me trouver aujourd'hui 20 avril 1810. Il lui est survenu une autre petite excroissauce un peu au-dessus du bouton que je lui ai guéri il y a environ dix à onze mois : cette petite excroissance est un peu rouge; elle lui cause un peu de douleur, elle menace par conséquent d'engendrer un mal pareil à l'autre : je l'ai touchée de suite avec la dissolution de pierre à cautère. Aujourd'hui 30 avril ce petit bouton est disparu et la plaie est cicatrisée.

6.e OBSERVATION.

Vers la fin de 1809, la nommée Groisard, métayère au village du Pontreau, en cette commune, m'amena son fils âgé de dix à douze ans. Il avait sur l'aile gauche du nez une tumeur de la grosseur d'une petite châtaigne. Cette tumeur était ulcérée depuis quelque tems; elle était couverte d'une croûte que nous fîmes tomber dans les vingt-quatre heures, en la graissant avec du cérat. La croûte tombée, nous découvrîmes un ulcère plein de duretés et de callosité, qui avait percé l'aile du nez et com-

muniquait dans la narine de ce côté. J'entrepris
la cure de cet ulcère, par l'application de la
dissolution de pierre à cautère. Je faisais venir
cet enfant tous les trois jours; à chaque fois
j'appliquais la dissolution sur toutes les duretés
ou callosités. Le traitement dura plus d'un mois.
Je parvins enfin à détruire toutes les duretés
et à amener cet ulcère à cicatrice, ce qui ne
s'opéra qu'après une dixaine d'applications de
la dissolution de pierre à cautère. Le trou, qui
traversait l'aile du nez, se referma, et la cicatrice se fit de manière à laisser si peu de difformité que j'en fus surpris.

7.e OBSERVATION.

Au commencement de 1810, la nommée Mar-
tineau, jeune fille, demeurant aux Quatre-
Moulins, commune de Sallartaine, vint me
trouver pour une petite excroissance qui lui
était venue sur le bout du nez. Cette excroissance était à peu près de la grosseur d'un petit
pois, ayant la base large; on y remarquait des
aspérités comme aux verrues qui viennent aux
mains, je les détruisis complettement par l'application de la dissolution de pierre à cautère :
huit ou dix applications suffirent pour en opérer
la cure.

8.e OBSERVATION.

La personne qui fait le sujet de la 7.e observation n'était pas encore guérie, qu'il me vint une vieille femme nommée l'Hégron, âgée d'à-peu-près 60 à 70 ans, métayère, demeurant à la métairie de la Verrie, en Sallartaine. Il lui était survenu, un peu au-dessous de la joue droite, un ulcère de la largeur d'environ un petit écu de trois livres. Une égratignure occasionnée par une branche d'arbre avait donné naissance à cet ulcère que la malade portait depuis plusieurs mois. Il était couvert d'une croûte ; lorsque nous l'eûmes fait tomber, nous découvrîmes l'ulcère. Les bords en étaient durs et élevés ; le milieu était rempli de duretés ou callosités ; il rendait une sanie sanguignolente et fétide. Enhardi par les succès précédens, j'entrepris avec courage le traitement de cet ulcère : J'en touchai toute l'étendue avec la dissolution de pierre à cautère et le fis panser avec le cérat ordinaire. La femme revint au bout de trois jours : l'application de la dissolution de pierre à cautère avait produit une escarre qui était tombée ; les bords de l'ulcère étaient beaucoup moins élevés et presque de niveau ; le milieu était aussi plus égal et je commençai à apercevoir un peu de suppuration blanche et de bonne qualité. Après que j'eus encore touché l'ulcère deux ou trois fois, il était diminué de moitié. Cette femme se plaignit alors de violens maux de tête, sur-tout lorsqu'elle était couchée ; je lui prescrivis le bain de pieds et même l'application de quelques sangsues aux jambes et de se coucher la tête très-haute, c'est-à-dire à son séant. N'ayant pu se procurer des sangsues, elle prit le bain de pieds tous les jours et se coucha comme je l'avais dit. Je lui prescrivis aussi, mais fort inutilement, un régime doux et rafraîchissant (1). Les maux de tête se dissipèrent, elle n'en éprouva plus pendant le reste du traitement. Dans l'espace d'un mois à six semaines, je détruisis toutes les duretés ou callosités de cet ulcère ; je l'amenai ainsi à bonne suppuration. Il fut cicatrisé en peu de tems sans laisser aucune difformité.

9.ᵉ OBSERVATION.

Pendant que je traitais l'Hégron, la nommée Clautour (2), demeurant au chef-lieu de notre commune, vint me trouver. Depuis quatre à cinq ans elle portait un ulcère entre le nez et

---

(1) Les personnes qui sont le sujet de cette observation et des suivantes, sont de pauvres gens auxquels il est inutile de prescrire un régime, qu'ils n'observeront point.

(2) Agé de soixante-sept ans, mais d'un tempérament fort et robuste.

l'œil droit, un peu au-dessous de l'œil. Cet ulcère était couvert d'une croûte, il rendait une sanie très-fétide. Après avoir fait tomber cette croûte, je découvris un ulcère qui s'étendait depuis le bord de la paupière inférieure jusque sur le côté du nez, dans la largeur d'une pièce de 24 sols. Les bords de cet ulcère étaient durs et élevés ; le milieu était couvert d'aspérités (1). Je touchai toute l'étendue de cet ulcère avec la dissolution de pierre à cautère. Après deux ou trois applications cet ulcère devint plus uni, la suppuration devint blanche et de bonne qualité. Cette femme se plaignit aussi de maux de tête ; je lui fis appliquer des sangsues aux jambes et prendre des bains de pieds ; cela dissipa les maux de tête, pas complettement à la vérité, car cette femme, qui est forte et a le col court, est sujette aux maux de tête. Cette femme fut guérie dans six à sept semaines. Vers la fin du traitement, lorsque je vis que les duretés ou callosités de l'ulcère étaient presque totalement détruites, je me contentai de le toucher demi les jours avec la pierre infernale. La cicatrice se fit promptement et sans laisser de difformité.

----

(1) Cette femme était venue me trouver environ deux ans auparavant ; je n'étais point alors assez hardi ; cet ulcère, à cause de la position où il était, me fit peur, je n'osai l'entreprendre.

10.ᵉ OBSERVATION.

Dans le courant de mars 1810, la nommée Mainguet et la nommée Dupond (1), demeurantes l'une et l'autre au village de la Sausaie, en cette commune, vinrent me trouver. La première avait une petite excroissance ressemblant à une verrue : cette petite excroissance était située sur la joue gauche, entre la pomette et le nez; elle fut emportée tout à fait par trois applications de la dissolution de pierre à cautère. Je hâtai ensuite la cicatrice par l'application de la pierre infernale. L'autre avait plusieurs petites excroissances pareilles sur l'aile gauche du nez, qui lui étaient survenues à la suite de la petite vérole ; je les fis également tomber en peu de tems. Ces deux malades furent guéri promptement.

11.ᵉ OBSERVATION.

La nommée Babu (2), demeurant au chef-lieu de notre commune, est venue me trouver au commencement d'avril 1810, pour faire traiter une petite excroissance de la grosseur d'une noisette, qu'elle portait sur la pointe du coude droit. Cette excroissance, d'abord in-

---

(1) Agées l'une et l'autre de 3o à 4o ans.
(2) Agée de 36 à 4o ans.

dolente, commençait à s'ulcérer et à lui faire mal. Elle a été complètement dissipée après trois ou quatre applications de la dissolution de pierre à cautère. J'ai hâté la cicatrice par l'application de la pierre infernale, réitérée demi les jours. Aujourd'hui 3 mai, cette femme est bien guérie ; je lui ai conseillé de mettre entre sa manche d'habit et sa chemise un petit coussin, pour amortir les coups qu'elle pourrait se donner au coude en faisant son ménage.

12.ᵉ OBSERVATION.

Aujourd'hui 24 avril 1810, la nommée *** (1) est venue me trouver. Elle a un ulcère sur le bout du nez, qui s'étend sur une portion de l'aile gauche du nez, dans la largeur à-peu-près d'un denier ; elle le porte depuis plusieurs années. Le milieu de cet ulcère est élevé, dur, calleux, il en sort une sanie sanguinolente et fétide. Cette femme m'a déclaré qu'avant d'avoir ce mal, elle étais extrêmement tourmentée par les douleurs de tête , mais que depuis elle en souffre beaucoup moins. Je n'ai point voulu entreprendre le traitement de cet ulcère sans lui adpliquer un emplâtre de mouches sur le bras, pour suppléer à l'écoulement produit par

---

(1) Agée de plus de cinquante ans , d'un tempérament usé et plein d'humeur.

l'ulcère. Aujourd'hui 24 avril, j'ai touché toute l'étendue de l'ulcère avec la dissolution de pierre à cautère ; 28 avril, l'escarre est tombée, l'ulcère est plus uni, je l'ai encore touché avec la dissolution de pierre à cautère ; 1.er mai, cette femme est revenue, toutes les duretés ou callosités sont en partie détruites, l'ulcère rend une suppuration blanche, de bonne qualité ; je me suis contenté de le toucher avec la pierre infernale, ce que l'on fera demi les jours ; le pansement à l'ordinaire.

Cet ulcère guérit difficilement ; j'ai été obligé de reprendre la dissolution de pierre à cautère, la pierre infernale ne suffisant pas, de nouvelles callosites étant survenues.

Aujourd'hui 3 juin, je le fais panser avec la dissolution de 6 grains de verdet et 6 grains de sublimé dans une pinte d'eau ; 6 juin, cet ulcère ne paraît point avancer vers la cicatrice ; je l'ai soupoudré avec la poudre d'alun non calciné, et lui ai recommandé de le faire à chaque pansement, et de continuer le lavage avec la dissolution de verdet et de sublimé ; 9 juin, l'ulcère se dessèche ; comme cette femme est replette et sanguine, je lui ai fait appliquer des sangsues aux jambes le 12 juin.

L'ulcère est toujours sec et ne rend aucune humidité, j'espère qu'il cicatrisera bientôt. Sur cet ulcère ainsi traité avec la poudre d'alun, il s'est formé une croûte blanchâtre, sous laquelle j'espère que la cicatrice se fera. Je me suis bien gardé de toucher à cette croûte pour l'ôter, j'ai seulement continué de faire laver l'ulcère avec de l'eau de verdet et de sublimé, de le faire soupoudrer avec la poudre d'alun, et de le couvrir avec un emplâtre de cérat. On continuera ce pansement jusqu'à nouvel ordre.

Aujourd'hui 5 juillet, cette femme ressent, depuis quelque tems, des douleurs lancinantes autour de l'ulcère; j'ai ajouté à son lavage 6 grains d'opium sur douze cuillerées de liquide, et lui ai prescrit d'en asperser sur la plaie et sur l'emplâtre avant de l'appliquer; cela a fait disparaître les douleurs : 9 juillet, les douleurs, dont nous venons de parler, sont dissipées.

Je ne puis dire si cet ulcère guérira, j'ai affaire à un sujet replet, plein de mauvaises humeurs et d'un tempérament usé.

Aujourd'hui 23 juillet, je fais humecter la plaie à chaque pansement avec une dissolution d'opium dans l'eau, à la dose de 4 grains d'opium par cuillerée d'eau.

L'ulcère ne rend rien et a bien l'air de vouloir se guérir; si le mois d'août était passé, je pourrais avoir plus de succès que je n'ai eu jusqu'à présent, le tems ayant toujours été orageux depuis la mi-juin.

Dans le courant du mois de septembre, cet

ulcère m'a paru sensiblement amélioré , mais il ne guérit pas ; je l'ai abandonné.

13.e OBSERVATION.

Mr André , demeurant à Sallartaine (1), vint me trouver au commencement d'avril 1810 , pour un petit ulcère, qu'il portait depuis environ deux ans au côté droit du visage, près de l'aile du nez. Ce petit ulcère, quoiqu'en apparence de peu de conséquence, ne guérissait pas ; les bords en étaient un peu élevés et l'on remarquait de légères callosités dans le milieu. Je me suis contenté de toucher les bords et le milieu de cet ulcère avec la pierre infernale, ce que le malade réitérait demi les jours. J'ai en même tems défendu au malade l'usage du tabac par le nez, ce qui irritait continuellement la partie. Le malade y a suppléé par la pipe. Aujourd'hui 1.er mai, ce petit ulcère nous a semblé guéri ; mais il ne l'est pas. Nous avons employé la dissolution de pierre à cautère. Cette dissolution a bien détruit les duretés ou callosités de cet ulcère, mais il n'avance point vers la cicatrice. J'ai cessé l'usage de la dissolution de pierre à cautère, qui n'était plus nécessaire : j'ai pensé que l'usage continué des escarrotiques

____

(1) D'une bonne constitution et encore dans la vigueur de l'âge.

pourrait nuire à la cicatrisation. Comme l'ulcère ne cicatrise point, comme il rend toujours
une eau sanguignolente et point de bonne suppuration , j'ai pensé qu'il fallait employer des
dessicatifs , qui fussent le moins corrosifs possible ; l'idée m'est venue de saupoudrer l'ulcère
avec la poudre d'alun ; mais comme l'alun calciné est trop escarrotique , je l'ai rejeté et j'ai
essayé la poudre d'alun non calciné , ce qui a
parfaitement répondu à mes intentions. J'ai sau-
poudré l'ulcère avec la poudre d'alun non calciné après l'avoir lavé avec l'eau alumineuse ;
ce procédé me promet un heureux succès ;
l'ulcère se dessèche , il ne rend plus de sanie
et je crois que la cicatrice se fera en peu de
tems. On le panse avec le cérat , comme à l'ordinaire , et l'on applique de tems en tems la
pierre infernale sur les bords de l'ulcère pour
en consumer les duretés. Après quelques jours
de ce traitement l'ulcère a paru desséché , il
ne rendait plus ni sérosité ni suppuration ; seulement il s'est formé une croûte blanche , sous
laquelle nous croyons que la cicatrice se fera.
Nous continuons toujours le même pansement.
Le malade s'est plaint , dans les dernières semaines de juin, de souffrir de tems en tems
des douleurs lancirantes autour de l'ulcère , il
ne paraissait néanmoins aucune rougeur ni gon-
flement à ces endroits. J'ai fait dissoudre un

2

(18)

peu d'opium dans l'eau alumineuse, à raison
de six grains d'extrait d'opium sur douze cuillerées de cette eau. J'ai prescrit au malade
d'humecter la plaie avec cette dissolution et
d'en asperser un peu sur l'emplâtre avant de
l'appliquer. Les douleurs ont totalement disparu dès le premier pansement. Aujourd'hui
5 juillet le malade est venu me trouver ; il n'é-
prouve plus ces douleurs et l'ulcère paraît en
meilleur état ; j'espère qu'il sera bientôt guéri.
Aujourd'hui 21 juillet cet ulcère paraît presqu'entièrement cicatrisé ; il reste néanmoins,
tout près de l'aile du nez, un petit point, que
l'on couvrirait avec une tête d'épingle, qui a
bien de la peine à cicatriser (1). J'ai prescrit
de mettre un peu de poudre d'alun en ce petit
endroit seulement, et d'humecter la plaie à
chaque pansement avec une dissolution d'opium
dans l'eau, à la dose de quatre grains d'extrait
d'opium par cuillerée d'eau ; il en fera autant
sur l'emplâtre avant de l'appliquer. Comme
l'emplâtre de cérat tombe facilement, je lui
ai recommandé de le recouvrir d'un emplâtre
d'onguent diachilon gommé plus large que celui

____

(1) Les ulcères qui sont près de l'aile du nez sont diffi-
ciles à guérir ; ils cicatrisent avec la plus grande peine : cela
me paraît venir des mouvemens habituels que les personnes
font en mangeant, parlant, riant, etc. , ce qui cause de petits déchiremens qui empêchent la cicatrisation.

de cérat ; 14 septembre, ce malade est complettement guéri il y a déjà quelque tems.

J'ai oublié de dire que le malade étant d'une forte constitution, et d'un tempérament sanguin, j'ai été obligé de lui faire appliquer des sangsues au siége pendant le traitement ; que je l'ai tenu à un régime rafraîchissant, lui prescrivant de manger peu, sur-tout le soir, et de faire usage du bain de pieds tous les jours.

14.e OBSERVATION.

Le nommé Mennet, marchand volailler, demeurant au bourg de Sallartaine, vint me trouver dans le courant du mois d'avril 1810, pour un bouton de la grosseur d'un poid, qui lui était survenu depuis quelque tems au bout du nez. Je l'ai fait disparaître au moyen de trois ou quatre applications de la dissolution de pierre à cautère. Aujourd'hui 2 mai le bouton est tout à fait tombé, j'ai touché les bords de la plaie avec la pierre infernale, ce que l'on fera demi les jours. Cet homme a été guéri en peu de tems.

15.e OBSERVATION.

Une femme de la commune de Falleron est venue me trouver dans le courant d'avril 1810, pour de petites excroissances ressemblantes à des verrues, qu'elle portait sur le côté droit

du nez. Deux applications de la dissolution de
la pierre à cautère ont suffi pour les faire disparaître. Aujourd'hui 1.er mai je me suis contenté de toucher les plaies avec la pierre infernale pour hâter la cicatrice. Elle s'est faite
au bout de quelques jours.

16.e OBSERVATION.

La nommée *, demeurant au chef-lieu de
la commune de Sallartaine, âgée de 60 à 70
ans (1), est venue me trouver vers la fin d'a-
vril 1810. Elle portait depuis une douzaine
d'années, sur la partie latérale gauche du front,
une tumeur cancereuse de la grosseur environ
de la moitié d'un œuf. Cette tumeur avait commencé par un petit bouton, auquel la malade
n'avait point fait attention, parce qu'elle n'en
souffrait point et qu'il n'augmentait pas sensiblement d'abord. Elle fit des progrès considé-
rables dans les dernières années : cette tumeur
saignait et causait beaucoup de douleurs toutes
les fois qu'elle était heurtée. Dans tout autre
tems elle ne causait point ou presque point de
douleur (2). J'ai appliqué dessus, deux fois
par semaine, la dissolution de pierre à cautère,
jusqu'à ce qu'elle fut tout à fait détruite. Il est

____

(1) Cette femme paraît usée et caduque.

(2) Il est étonnant de voir que ces ulcères cancereux ne
causent souvent point ou presque point de douleurs aux ma-

resté une plaie large qui ne cicatrisait pas. Aujourd'hui 4 juin j'ai commencé à la traiter avec la dissolution de verdet et de sublimé dont nous avons parlé dans les observations précédentes. 15 juin, cette plaie ne cicatrise pas; je l'ai saupoudrée avec la poudre d'alun calciné, ce qui n'a produit aucun bon effet. Je l'ai fait laver avec l'eau alumineuse, et saupoudrer avec la poudre d'alun non calciné. Cette femme est venue me trouver deux fois par semaine jusque vers la Saint-Michel; je l'ai traitée sans succès pendant tout ce tems; désespérant de la guérir je l'ai abandonnée.

17.ᵉ OBSERVATION.

Le nommé Guillot (1), demeurant à la Rivière, en la paroisse de Coudrie, vint me trouver dans le courant de mai 1810, pour une tumeur de la grosseur à peu près d'une belle châtaigne : elle lui était survenue depuis quelque tems sur la joue gauche, au-dessous de la pomette, vis-à-vis la commissure des lèvres. Cette tumeur était ulcérée et couverte en partie

---

lades, mais seulement de vives démangaisons. Ils désorganisent et consument ainsi les parties, sans produire d'abord de grandes incommodités ; voilà pourquoi on ne songe ordinairement que fort tard à les faire traiter et seulement lorsque le mal a fait des progrès effrayans.

(1) Homme fort et robuste, âgé d'à-peu-près 45 à 50 ans.

d'une croûte, il en suintait une eau sanguignolente et fétide. J'ai détruit en peu de tems
cette tumeur avec la dissolution de pierre à
cautère ; la cicatrice s'est faite peu à peu sans
autres remèdes que le pansement ordinaire
avec le cérat, ayant soin de tenir toujours les
bords de la plaie propres et bien rasés (1).
Cet homme a été très-bien guéri en peu de
tems. Il est venu me voir aujourd'hui 8 juillet ;
il est bien guéri. Je lui ai recommandé, par
précaution, de ne point gratter ni frotter la
partie lorsqu'il y éprouverait des démangeaisons, mais dans ce cas de la laver souvent avec
l'eau vinaigrée. Je lui ai recommandé aussi de
ne point passer le rasoir dessus, mais de couper
la barbe avec des ciseaux autour de la cicatrice.

18.e OBSERVATION.

La nommée *, âgée de 30 à 40 ans, demeurant en cette commune, vint me trouver dans
le courant d'avril 1810, pour une petite excroissance de la grosseur à peu près d'une fève,
qu'elle portait sous le menton, à l'endroit qui
correspond à la simphise des os de la mâchoire
inférieure. Je fis consumer cette excroissance
en peu de tems par la dissolution de pierre à

---

(1) Cette dernière précaution est plus indispensable qu'on
ne pourrait le croire, sur-tout lorsque l'on a affaire à un
homme très-barbu.

cautère. La plaie ne cicatrisait point ; il s'y formait parfois de petits boutons que j'étais obligé de détruire avec la pierre infernale et même avec la dissolution de pierre à cautère ; 13 juin, la cicatrice est presqu'entiérement faite ; 21 juillet, cette femme n'était pas guérie, le mal a fait de nouveaux progrès, j'ai repris l'application de la dissolution de pierre à cautère ; je la continuerai de trois en trois jours jusqu'à ce que j'aie emporté tout le foyer du mal. J'ai commencé aujourd'hui à humecter la plaie avec une dissolution d'opium dans l'eau, à la dose de 4 grains d'extrait d'opium par cuillerée, j'en fais autant sur l'emplâtre avant de l'appliquer ; la malade continuera ce pansement et le réitérera soir et matin. Comme cette femme a eu la gale, qui a été mal traitée et dont il lui reste un vice dans les humeurs (1), je lui fais prendre la fleur de soufre à la dose d'un demi gros tous les matins, et je fais saupoudrer l'ulcère à chaque pansement avec la fleur de soufre, après l'avoir humecté avec la dissolution d'o-

---

(1) Cette femme, depuis qu'elle a eu la gale, a toujours quelques maux sur elle, souvent des espèces de dartres. J'ai eu occasion de voir beaucoup de personnes dans nos pays, qui ont eu la gale pendant la guerre civile de la Vendée, laquelle gale a été traitée et guérie par de prétendus spécifiques. Ces personnes n'ont point joui d'une bonne santé depuis, elles ont toujours quelques plaies ou d'artres, etc.

pium. J'ai continué ce traitement pendant plus de six semaines sans succès. La plaie paraît à la vérité de peu de conséquence, mais il reste toujours un point qui ne cicatrise pas. La malade dégoûtée ne m'est plus revenue.

19.e OBSERVATION.

La nommée *, âgée d'à-peu-près 70 ans, usée, décrépite, de la commune de Grande-Lande, vint me trouver vers la fin de mai 1810, pour un ulcère qui lui était survenu entre le nez et l'œil gauche et qui avait commencé par un petit bouton, d'abord insensible, mais, qui étant venu à s'enflammer, avait produit l'ulcère dont nous allons parler. Cet ulcère était large et profond; les bords en étaient durs et élevés; le milieu en était rempli de duretés ou callosités : cet ulcère était hideux, effrayant, il rendait une sanie sanguignolente et fétide. J'ai consumé la plupart des duretés ou callosités avec la dissolution de pierre à cautère; 12 juin, j'ai commencé à le traiter avec la poudre d'alun non calciné et la dissolution de verdet et de sublimé; 15 juin, je l'ai trouvé en meilleur état, il s'est un peu desséché. Je le fais maintenant laver avec l'eau alumineuse et saupoudrer avec la poudre d'alun non calciné. On recouvre l'ulcère avec un emplâtre de cérat comme dans les autres cas : 23 juillet, j'ai supprimé la poudre d'alun et l'eau alumineuse ; je fais humecter l'ulcère avec une dissolution d'opium dans l'eau, à la dose de 4 grains d'extrait d'opium par cuillerée ; on en fait autant sur l'emplâtre avant de l'appliquer ; on continuera ce pansement jusqu'à nouvel ordre : 26 juillet, l'ulcère n'a pas si mauvaise mine ; j'ai appliqué la dissolution de pierre à cautère sur quelques duretés : même pansement, même traitement.

Cet ulcère n'empire point, mais il ne guérit point ; le traitement que j'emploie a même arrêté les progrès du mal ; quand même on ne parviendrait pas à le guérir, ce serait toujours un grand avantage d'en borner les progrès. Je n'ai point eu occasion de revoir la malade depuis le commencement d'août.

20.e OBSERVATION.

La nommée Groisard, métayère, mère de l'enfant qui fait le sujet de la 6.e observation, vint me trouver vers la fin de mai 1810, pour me consulter sur un petit bouton, qu'elle portait depuis long-tems à la partie antérieure et mitoyenne de la jambe droite. Ce petit bouton avait à peu près la grosseur et la forme d'une lentille ; il était recouvert par la peau à laquelle il tenait, mais il était mobile sur les parties sous-jacentes. Ce petit bouton, quoiqu'il ne fût point ulcéré, causait de grandes douleurs dans toute la jambe, au point que cette femme etait réduite au désespoir. J'appliquai sur la partie un petit emplâtre fénestré à la largeur du bouton, puis j'appliquai sur ce bouton : 1.º un peu de dissolution de pierre à cautère ; 2.º un petit morceau de pierre à cautère de la grosseur d'un grain de froment ; 3.º je recouvris le tout d'un emplâtre de cérat et d'un bandage approprié. Dans les vingt-quatre heures ce bouton fut totalement brûlé, les douleurs cessèrent et l'escarre tomba au bout de quelques jours, laissant une plaie de jambe qui s'est cicatrisée avec le tems et les soins.

Depuis, j'ai eu occasion de voir une pauvre femme, de la commune de S.ᵗ-Jean-de-Mont, qui avait un pareil bouton entre peau et chair sur le gras de la jambe, ce qui lui causait quelquefois des douleurs extrêmement vives ; il semblait qu'on lui coupait la jambe. Cette femme étant trop éloignée de moi, je n'entrepris point de la traiter. Je crois bien qu'il vaudait mieux emporter un pareil bouton avec l'instrument tranchant ; la cure en serait plus prompte et plus facile que par la cautérisation, mais les malades sont plus effrayés des opérations que de l'application des remèdes les plus irritans.

21.ᵉ OBSERVATION.

Le nommé *, de la commune de Touvois, âgé d'à-peu-près 70 ans, est venu me trouver dans le courant de juin 1810, pour un ulcère situé au côté gauche du visage. Cet ulcère, qui a commencé par un très-petit bouton, s'étend depuis le bord de la paupière inférieure jusque un peu au-dessous de la pomette ; ses bords sont durs et élevés ; le milieu plein de callosités ; il en sort une sanie fétide. Aujourd'hui 13 juin, j'ai commencé l'application de la dissolution de pierre à cautère sur les duretés ou callosités, et j'ai pansé comme à l'ordinaire avec le cérat : 16 juin, j'ai réappliqué la dissolution de pierre à cautère. Les duretés ou callosités étant en grande partie détruites, j'ai pansé l'ulcère avec la poudre d'alun non calciné et l'eau alumineuse dont je me suis servi dans tous les autres cas. L'ulcère est sensiblement amélioré, mais je ne sais pas s'il guérira ; le sujet paraît fort vieux et usé.

9 Juillet, cet homme souffre depuis quelques jours des douleurs lancirantes dans les parties qui environnent l'ulcère ; j'ai joint au traitement les calmans, comme je l'ai fait dans les autres cas ci-dessus : 23 juillet, j'ai fait discontinuer au malade la poudre d'alun et l'eau alumineuse qui le font souffrir ; je fais seulement enduire la plaie avec une dissolution d'opium dans l'eau, à la dose de 4 grains d'extrait d'opium par cuillerée d'eau ; j'en fais autant sur l'emplâtre avant de l'appliquer : le malade continuera ce pansement jusqu'à nouvel ordre.

26 Juillet, j'ai appliqué la dissolution de pierre à cautère sur un côté de l'ulcère où il est revenu de nouvelles duretés ou callosités ; du reste même pansement : 16 août, cet ulcère est comme la dernière fois, il n'augmente ni ne diminue. J'ai commencé aujourd'hui à faire enduire la plaie et l'emplâtre avec une dissolution d'opium dans l'eau-de-vie, à la dose de 12 grains d'opium par cuillerée. J'appliquerai la dissolution de pierre à cautère quand cela me paraîtra nécessaire pour détruire les duretés ou callosités. La dissolution d'opium dans l'eau-de-vie lui ayant causé des douleurs, nous l'avons supprimée. J'ai continué de traiter cet ulcère jusqu'au 12 novembre, par les moyens que je viens de détailler ; cet ulcère n'a fait aucuns progrès vers la cicatrice ; il n'a point empiré ; le malade même trouve son état plus supportable, mais je crois que je ne le guérirai pas.

22.e OBSERVATION.

Le nommé Simonneau, charpentier, homme fort et robuste, âgé de 60 ans, demeurant au chef-lieu de la commune de Challans, est venu me trouver le 9 juillet 1810, pour un ulcère qu'il portait sur le nez depuis environ deux ans, sans pouvoir le faire guérir. Cet ulcère était couvert d'une croûte, de dessous laquelle découlait une sérosité roussâtre. J'ai commencé

le même jour l'application de la dissolution de
pierre à cautère et ordonné le pansement ordinaire (1) : 12 juillet, la croûte et l'escarre,
produites par l'action de la dissolution de pierre
à cautère, sont tombées ; l'ulcère occupe la
partie antérieure du nez dans les deux tiers
de sa longueur : la surface de cet ulcère présente quelques aspérités ; j'y ai encore appliqué

---

(1) Voici le pansement ordinaire que je fais faire. On
couvre toute la partie malade avec un emplâtre de cérat,
après l'avoir lavée tout simplement avec de l'eau tiède. On
renouvelle ce pansement soir et matin, quelquefois même
plus souvent. Je recommande de ne laver la plaie que 24
heures après l'application de la dissolution de pierre à cautère, pour ne pas en affaiblir l'action. Cette espèce de caustique, quoiqu'il agisse d'abord avec la plus grande activité
et pour ainsi dire comme un cautère actuel, me paraît avoir
encore une action subséquente à la première, mais qui est
lente et presqu'insensible. Maintenant je joins toujours à ce
pansement l'usage de la dissolution d'opium et voici comme
je fais. Après avoir bien nettoyé l'ulcère on l'assèche avec
un linge fin, puis avec le bout d'une plume ou un pinceau,
trempé dans la dissolution d'opium, on humecte l'ulcère,
que l'on couvre ensuite avec un emplâtre de cérat que l'on
a préalablement enduit du même topique. On maintient le
tout par un bandage approprié, ou simplement et plus com-
modément au moyen d'un emplâtre agglutinatif.

J'ai d'abord joint la dissolution d'opium aux autres remèdes, puis je l'ai employée seule dans le dessein de calmer
les douleurs lancirantes que les malades éprouvaient dans
le cours du traitement.

la dissolution de pierre à cautère; je crois que je n'aurai pas besoin d'en faire une troisième application. J'ai commencé aujourd'hui à faire enduire la plaie et l'emplâtre avec une dissolution d'opium dans l'eau, à la dose de 4 grains d'extrait d'opium par cuillerée; 24 juillet, l'ulcère paraît uni et avance vers la cicatrice. Je n'ai point fait de nouvelle application de la dissolution de pierre à cautère; même pansement, même traitement : 26 juillet, l'ulcère paraît totalement cicatrisé; la cicatrice étant encore trop tendre, j'ai recommandé le même pansement pendant 8 jours : 9 août, l'ulcère paraît bien cicatrisé; il reste cependant un peu au-dessus deux petites croûtes de la grosseur d'une tête d'épingle. J'ái recommandé le même pansement sur ces petits endroits et de les toucher demi les jours avec la pierre infernale : 16 août, la cicatrice est entiérement faite; j'ai néanmoins recommandé, par précaution, de continuer le même pansement pendant une huitaine de jours, mais il n'appliquera plus la pierre infernale. Je lui ai aussi recommandé de ne jamais gratter ni frotter la partie, de la laver avec l'eau vinaigrée toutes les fois qu'il y éprouverait des démangeaisons.

23.e OBSERVATION.

La nommée Gauthier, demeurant à Petite-Coudrie, en cette commune, est venue dans le courant de juin 1810 m'amener son fils, âgé d'environ 12 ans. Il portait au bas de la joue droite une excroissance, dont la base était large de 4 à 5 lignes sur une longueur de près de deux travers de doigts. Quatre applications réitérées de la dissolution de pierre à cautère ont suffi pour consumer cette excroissance : 12 juillet, j'ai touché les bords de la plaie avec la pierre infernale, ce que je ferai demi les jours : 23 juillet, les bords de la plaie sont unis ; je me suis contenté d'ordonner la continuation du pansement ordinaire : 26 juillet, il paraît quelques petites aspérités dans le milieu de la plaie, mais les bords en sont unis. J'ai touché toute l'étendue de la plaie avec la pierre infernale, ce que je ferai demi les jours ; du reste même pansement, même traitement.

Cet enfant a été totalement guéri dans les premiers jours d'août.

24.e OBSERVATION.

Le nommé Burgaud, laboureur, demeurant en la commune de Saint-Jean-de-Mont, est venu me trouver dans les commencemens de juillet 1810, pour un ulcère qu'il portait depuis quelque tems au côté gauche du visage, un peu au-dessus de la lèvre supérieure, et pour lequel il avait été traité infructueusement. Cet ulcère était couvert d'une croûte et entouré d'une barbe rude. J'ai coupé la barbe le plus ras possible, avec des ciseaux fins, et recommandé au malade de le faire souvent; j'ai appliqué la dissolution de pierre à cautère et fait le pansement ordinaire. Le malade est venu me voir sitôt que l'escarre a été tombée. J'ai alors commencé à faire enduire l'ulcère, à chaque pansement, avec une dissolution d'opium dans l'eau, à la dose de 4 grains d'extrait d'opium par cuillerée, ayant soin d'en faire autant sur l'emplâtre avant de l'appliquer. Aujourd'hui 19 juillet, l'ulcère paraît sensiblement amélioré; je n'ai point appliqué la dissolution de pierre à cautère, j'ai ordonné le même pansement : 23 juillet, l'ulcère paraît avancer vers la guérison; cependant il paraît quelques petites duretés sur lesquelles j'ai appliqué la dissolution de pierre à cautère; même pansement, même traitement : 26 juillet, l'ulcère a bonne mine; cependant j'ai appliqué encore la dissolution de pierre à cautère sur quelques petites duretés; même pansement : 29 juillet, l'ulcère a assez bonne mine; sa surface est unie et il donne une bonne suppuration. Même pansement : 1.er août, l'ulcère va de mieux en mieux; j'ai recommandé au malade d'en toucher les bords et callosités avec la pierre infernale pour faciliter la cicatrice : 14 août, l'ulcère est presque totalement cicatrisé; il reste néanmoins encore dans le milieu un petit point non cicatrisé, que l'on couvrirait avec une tête de grosse épingle ; j'espère que la cicatrice sera bientôt achevée : même pansement ; 14 septembre, je n'ai pas vu ce malade depuis quelque tems ; j'ai appris, par voie indirecte, qu'il était guéri. Je l'ai revu quelques jours après, il est guéri. Je lui ai recommandé de s'abstenir de prendre du tabac par le nez et d'y suppléer par la pipe, de peur d'irriter la partie où était cet ulcère (1).

25.e OBSERVATION.

La nommée Bone, domestique chez M.r Padiolleau, au village de la Laumière, en cette commune, vint me trouver le 6 de juillet 1810, pour un petit bouton qu'elle portait sur le bout du gros orteil du pied gauche : ce bouton s'étendait sous l'ongle. J'ai appliqué la dissolution de pierre à cautère sur ce bouton et recommandé à la malade de couper le plus qu'elle pourrait de l'ongle pour découvrir le foyer du mal : 9 juillet, la partie du bouton sur laquelle j'ai appliqué la dissolution de pierre à cautère est en grande partie détruite ; la malade a coupé un peu de l'ongle, ce qui nous a montré que

---

(1) Non seulement l'usage du tabac peut nuire dans ces cas comme substance irritante, mais encore parce qu'il attire une affluence d'humeurs sur le nez.

le bouton se prolongeait plus loin : j'ai réappliqué, la dissolution de pierre à cautère : 12 juillet, la malade a encore coupé un peu de l'ongle, ce qui a découvert une plus grande étendue du foyer du mal ; j'ai réappliqué la dissolution de pierre à cautère : 15 juillet, la malade a encore découvert une plus grande étendue ; j'y ai appliqué la dissolution de pierre à cautère. La malade souffre de tems en tems des douleurs lancirantes dans la partie malade, même dans tout le pied ; j'ai commencé à faire enduire la plaie avec une dissolution d'opium dans l'eau, à la dose de 4 grains d'opium par cuillerée ; on en fera autant sur l'emplâtre avant de l'appliquer : 18 juillet, la malade ne souffre plus ces douleurs lancirantes ; j'ai appliqué la dissolution de pierre à cautère sur un nouvel endroit découvert : 23 juillet, j'ai encore appliqué la dissolution de pierre à cautère sur un nouvel endroit découvert : 26 juillet, j'ai appliqué la dissolution de pierre à cautère sur un nouvel endroit découvert (1) : 14 septembre,

─────────────────────────────

(1) L'application de la dissolution de pierre à cautère est extrêmement douloureuse ; il est vrai que la douleur ne dure pas long-tems. Il serait à souhaiter qu'on pût trouver un moyen de consumer aussi efficacement toutes les duretés ou callosités de ces ulcères et boutons sans causer de douleurs aussi vives. En attendant cette heureuse découverte, je crois devoir proposer un moyen dont je n'ai point fait usage, dont le restant du bouton ayant été détruit par la dernière application de la dissolution de pierre à cautère, j'avais recommandé à la malade de continuer le pansement ordinaire jusqu'à parfaite cicatrice. J'ai eu occasion de la voir depuis; la plaie n'était pas encore totalement cicatrisée, mais le bouton n'était pas revenu; elle ne souffrait aucune douleur et la cicatrice s'est faite au bout de quelque tems.

26.ᵉ OBSERVATION.

Le nommé *, âgé d'à-peu-près 5o ans, de la commune de S.-Gervais, est venu me trouver le 6 de septembre 1810, pour un ulcère qu'il avait sur la lèvre inférieure. Cet ulcère couvrait toute la lèvre; il était douloureux; la

---

par conséquent je ne garantis pas le succès; ce serait d'émousser la sensibilité de la partie avant d'y appliquer la dissolution de pierre à cautère : je crois qu'on pourrait le faire en couvrant cette partie d'une forte dissolution d'opium pendant l'espace de deux ou trois heures. J'ai usé d'un procédé analogue pour prévenir les douleurs causées par la piqûre des sangsues, sur une personne à laquelle cette application fut nécessaire plusieurs fois aux jambes. Elles lui causaient des douleurs extrêmement vives et qui duraient aussi long-tems que les sangsues tetaient. Je supprimai ces douleurs en faisant, sur la partie, une bonne friction avec une forte dissolution d'opium dans l'eau-de-vie : je lavais bien la peau avant d'y appliquer les sangsues; elles prenaient bien et ne causaient point ou presque point de douleur.

surface en était inégale, couverte de petites aspérités ou petites têtes. Cet ulcère, que le malade portait depuis 12 à 15 ans, ne guérissait point; il ne rendait qu'une sanie sanguignolente et fétide : la lèvre était extrêmement grosse. Cette maladie avait commencé par un petit bouton qui était venu sur la lèvre et auquel le malade n'avait fait aucune attention. Aujourd'hui 13 septembre, après deux applications de la dissolution de pierre à cautère, une grande partie des inégalités de l'ulcère est détruite; le malade souffre peu; j'ai réappliqué la dissolution de pierre à cautère. Toujours le pansement ordinaire.

J'ai traité cet ulcère sans autre succès jusqu'après la Toussaint; étant alors parti pour Nantes, je n'ai plus revu le malade.

27.ᵉ OBSERVATION.

La nommée Catherine Bénéteau, demeurant à la Sausaie, en cette commune, âgée de plus de 60 ans, est venue me trouver le 13 septembre 1810, pour un bouton de la grosseur d'une petite féve, qu'elle portait depuis environ un an sur la joue droite, un peu au-dessous de la pomette. Ce bouton avait augmenté sensiblement depuis quelque tems et commençait à lui causer des tiraillemens douloureux. J'ai appliqué dessus la dissolution de pierre à cautère et ordonné le pansement ordinaire. Après quelques applications ce bouton a disparu, mais il en est survenu un autre tout à côté et un peu plus haut ; j'ai réappliqué la dissolution de pierre à cautère ; je la continuerai jusqu'à ce qu'il ne paraisse plus de têtes.

Toutes les duretés ou callosités détruites, j'ai achevé la cicatrice au moyen de l'application de la pierre infernale et de la poudre d'alun non calciné. J'ai aussi fait prendre les bains de pieds à la malade pendant le traitement, pour dissiper des rougeurs au visage et décharger la tête.

28.ᵉ OBSERVATION.

La nommée Mériau, jeune fille, demeurant aux Quatre-Moulins, en la commune de Sallartaine, est venue me trouver au commencement d'octobre 1810, pour un petit bouton qui lui était survenu depuis environ 11 mois, sur le bout du nez. Ce bouton était à peu près de la grosseur d'un pois et parsemé de petites têtes. J'ai détruit ce bouton par l'effet de trois ou quatre applications de la dissolution de pierre à cautère. Pendant le traitement la malade fut attaquée de maux de tête avec légère phlogose à un œil : ces symptômes ont cédé à l'application des sangsues aux jambes et aux bains de pieds.

La plaie ne guérissant pas, quoiqu'elle ne

présentât point de duretés, je me suis déter-
miné à la toucher avec la pierre infernale demi
les jours, et à y appliquer une fois le jour, au
pansement du matin, la poudre d'alun non
calciné : 12 novembre, la plaie est bien cicatrisée.

FIN DES OBSERVATIONS.

Nous avons traité avec succès plusieurs autres malades affectés de maux semblables à
ceux dont nous venons de donner le détail ;
quoique moins graves, nous n'en parlons point,
parce que leur traitement est le même et ne
présente rien de bien important.

J'aurais cependant une observation intéres-
sante à joindre ici ; c'est le cas d'une femme
appelée la Morineau, métayère, demeurant au
village de l'Eglaudière, en cette commune,
que j'ai guérie d'un ulcère de très-mauvais caractère, il y a environ trois à quatre ans. Cet
ulcère occupait presque toute la surface ex-
terne du métacarpe (le dos de la main); ses
bords étaient durs et élevés ; sa surface inégale et remplie de callosités ; il rendait une
sanie sanguignolente et fétide et causait beaucoup de douleur à la malade. Cet ulcère avait
été traité infructueusement pendant long-tems

et l'on avait même proposé l'amputation du poignet comme unique remède : je l'ai traité et guéri par des moyens analogues à ceux que j'ai employés dans les observations ci-dessus. La cicatrice s'est faite en peu de tems et sans difformité. N'ayant point pris de notes dans le tems, je ne peux donner de plus amples détails sur le traitement de cet ulcère.

CONCLUSION.

Les observations qu'on vient de lire m'ont fourni l'occasion d'établir un petit nombre de préceptes-pratiques, qui me servent aujourd'hui de guides dans le traitement des maladies du genre de celles dont nous venons de parler.

1.º Les ulcères rongeans et boutons chancreux, qui constituent une maladie si grave, lorsqu'ils ont lieu au visage, ont presque toujours commencé par un petit bouton, qui s'est enflammé et auquel on a fait peu d'attention dans le principe. On peut conclure de là que les petits boutons ou tubercules, qui naissent au visage, sont toujours à craindre, parce qu'ils contiennent le germe d'un cancer. Lorsqu'ils n'occasionnent ni douleurs, ni démangeaisons, on peut les porter toute sa vie sans risque, ayant la précaution de ne les frotter ni les gratter : sitôt que l'on commence à y éprouver tantôt des démangeaisons, tantôt des tiraille-mens douloureux, ils méritent la plus sérieuse attention ; ils sont alors très-faciles à guérir par les moyens que j'ai employés. J'ose me flatter de n'en avoir manqué aucuns de ceux que j'ai traité à cette époque. D'après les succès que j'ai obtenus, je crois qu'il serait facile de prévenir, au moins dans le plus grand nombre des cas, ces maladies cruelles que l'on appelle *noli me tangere*.

2.º Lorsque ces boutons ou tubercules se sont enflammés et ont donné naissance à un ulcère de mauvais caractère, on doit néanmoins en tenter la cure : on peut espérer de le faire avec succès, 1.º si l'ulcère n'est pas trop an-cien ; 2.º si le malade n'est pas trop vieux ; 3.º s'il est d'une bonne constitution ; 4.º s'il n'est en-taché d'aucun vice humoral. Dans tous les cas, on peut essayer avec prudence les moyens que j'ai employés : dans les cas où je n'ai point réussi, je n'ai point aggravé le mal.

3.º Les ulcères, de la nature de ceux dont j'ai parlé, ont les bords élevés, durs et calleux ; leur surface est inégale ; ils rendent une sanie sanguignolente et fétide. Ils ne guérissent point tant qu'ils ne produisent point une bonne suppuration , c'est-à-dire un pus blanc, inodore , épais , bien lié. Pour les amener à cette bonne suppuration , il faut en détruire les duretés ou callosités : je n'ai point trouvé de meilleur moyen, pour le faire, que la dissolution de pierre à cautère. Je souhaite que d'autres puissent faire mieux et qu'ils fassent part de leurs observations au public.

4.° Ces ulcères et boutons, etc., causent souvent des tiraillemens douloureux à une certaine distance du foyer du mal ; c'est ce qui a fait croire que ces sortes de maux avaient des racines, dont les ramifications s'étendaient tout au tour dans une circonférence même assez grande. D'après les succès de l'opium contre ces douleurs lancirantes, dont nous avons parlé dans nos observations, il me paraîtrait que ces ulcères et boutons établissent un foyer d'irritation, qui agit au moyen des filamens nerveux, quelquefois même assez loin du siége du mal, et l'existence de pretendues racines me semble dénuée de fondement.

5.° La dissolution de pierre à cautère ne m'a paru utile que pour détruire les duretés ou callosités ; quand elles sont détruites, il faut en cesser l'usage ; il empêcherait la cicatrice de se faire. Il ne faut appliquer ce caustique que sur les endroits qui en ont besoin. Il faut se servir d'une forte dissolution de pierre à cautère ; une faible dissolution causerait autant de douleur sans faire de bien. Dans celle dont je me sers, il reste toujours des grumeaux de pierre qui ne sont pas dissous. Cette dissolution, quoique renfermée dans un flacon bien bouché, s'affaiblit très-facilement, sur-tout lorsque l'on est obligé de s'en servir souvent et que l'on n'a pas la précaution de boucher promptement le flacon.

6.º Lorsque l'on cautérise les boutons et les duretés ou callosités, dont nous parlons, il faut réitérer l'application de la dissolution de pierre à cautère jusqu'à ce qu'on les ait complètement détruits. Il ne faut pas laisser trop d'intervalle entre les applications. Ces boutons, etc., profitent promptement; dans peu de jours ils seraient parvenus au même point où vous les avez pris; vous ne gagneriez donc rien et vous feriez souffrir le malade fort inutilement. Il faut réitérer l'application du caustique lorsque l'escarre, produite par la dernière application, est tombée; il serait inutile de le faire plutôt, parce que ce n'est qu'alors que vous pouvez juger de la nécessité d'une nouvelle application. Je n'ai pas toujours mis ce prétexte en pratique; j'avais affaire le plus souvent à des personnes qui demeuraient à deux, trois et quatre lieues de chez moi, et qui ne pouvaient pas venir aussi fréquemment qu'il l'aurait fallu;

leur cure aurait été plus prompte et plus facile. Dans plusieurs cas, où je n'ai point réussi,
j'aurais peut-être obtenu des succès, si j'avais
pu voir les malades tous les jours.

Lorsque je fais usage des escarrotiques, dont
je viens de parler, je les applique de préférence
au pansement du matin. J'ai remarqué que,
lorsqu'on les appliquait au pansement du soir,
le malade était exposé à souffrir des douleurs
lorsqu'il était couché.

7.º Lorsqu'on a détruit les boutons, ainsi que
les duretés ou callosités des ulcères, les remèdes
dessicatifs et légèrement escarrotiques hâtent
la cicatrice, qui a quelquefois beaucoup de
peine à se faire autrement. Dans ces circonstances, j'ai obtenu de bons effets de l'usage de
la pierre infernale, de la poudre d'alun non calciné, de l'eau alumineuse, etc. (1)

8.º J'ai rencontré des cas où les caustiques
étaient plus nuisibles qu'utiles, et où les dessicatifs légèrement escarrotiques m'ont réussi.
On pourrait donc établir une méthode de traitement par la dessication (2).

---

(1) On pourrait aussi employer la poudre de corail. Je l'ai
une fois employée avec succès pour une petite plaie de jambe
qui ne guérissait pas ; je l'ai fait assécher et cicatriser en peu
de tems en la saupoudrant avec la poudre de corail.

(2) Lorsque je saupoudre les ulcères avec les poudres dessicatives, j'ai soin de les recouvrir d'un emplâtre de cérat ;

9.º Assez souvent les malades éprouvent, pendant le traitement, des douleurs lancirantes autour du siége du mal : ces symptômes ont cédé promptement à l'usage d'une dissolution d'opium dans l'eau. Ceci m'a donné lieu de faire une observation qui, si elle se réalise par des faits subséquens, serait du plus grand intérêt ; c'est que la dissolution d'opium est un excellent topique calmant et vulnéraire (1)

10.º On peut voir, par les observations que nous venons de rapporter, que la cure des maladies qui en sont le sujet, ne doit pas être abandonnée à une routine aveugle ; qu'il ne faut pas se contenter d'un traitement local ; qu'il faut souvent faire usage de moyens généraux appropriés au tempérament et aux circonstances ; qu'en pareil cas une personne sans connaissance ferait souvent plus de mal que de bien. Je n'entrerai point dans le détail de ces divers moyens, ils sont connus de tous les praticiens instruits.

FIN.

---

sans cette précaution , pour peu qu'il s'imbiberait quelque sérosité , le linge du pansement collerait à la plaie , ce qui y causerait des déchiremens. Ces poudres dessicatives forment une espèce de croûte à laquelle je ne touche point de peur de déranger le travail de la nature.

(1) La difficulté que j'éprouvais à me procurer l'opium dans notre canton m'a empêché de multiplier mes expériences.